K MURUGAVEL

Sincronização do estro para aumentar a fertilidade em búfalas

K MURUGAVEL

Sincronização do estro para aumentar a fertilidade em búfalas

AGRADECIMENTOS

O sucesso deste projeto dependeu de uma série de pessoas estimadas. Embora as palavras não consigam captar a extensão da sua ajuda, aproveito esta oportunidade para lhes agradecer.

*Ao **Dr. G. Butchaiah**, então Reitor do RAGACOVAS, devo o início deste projeto e o rápido processamento das formalidades burocráticas, bem como a recomendação que ele transmitiu ao DSTE, em nome de Puducherry, para uma prorrogação de três meses para a conclusão do projeto.*

***O Departamento de Ciência, Tecnologia e Ambiente do Governo de Pondicherry** foi o principal responsável pela aprovação do projeto e pela disponibilização atempada dos fundos, a fim de permitir um funcionamento harmonioso, bem como pela prorrogação do prazo concedido para a conclusão do projeto.*

Os meus agradecimentos são também extensivos a:

***Dr. V. Sivaprakasam,** antigo VAS, AHD, Pondicherry, pela ajuda que prestou em todos os aspectos do projeto.*

***Sr. R. Ganesan,** Prof. (Estatística) RAGACOVAS, pela análise dos dados compilados*

*O meu antigo aluno e atual amigo **Dr. D. Paneer, cientista, VCRI,** que nos ajudou através dos seus esforços diligentes na progressão da investigação.*

*A ajuda tecnológica prestada pelo **Instituto Nacional de Nutrição e Fisiologia Animal (ICAR), Bangalore**, especialmente pelo **Dr. S. Selvaraju, Cientista Principal** (Fisiologia Reprodutiva) e pelo **Dr. I.**

***J. Reddy, Cientista Principal** (laboratório RIA).*

*Os numerosos **agricultores** das aldeias de Pondicherry, que contribuíram com a sua força bovina para ajudar esta investigação.*

E, finalmente, aos numerosos búfalos que pacientemente colaboraram, emprestando os seus corpos a estas experiências expansivas e (re)produtivas.

Murugavel, K.

RESUMO

A fraca expressão do cio e o anestro diminuem a eficiência reprodutiva das búfalas. O objetivo deste estudo foi determinar se a adição de gonadotropina coriónica equina (eCG) a um protocolo de sincronização do estro e à inseminação cronometrada poderia melhorar as taxas de ovulação e de gravidez de vacas búfalas em anestro em condições tropicais. A população do estudo incluiu 50 vacas búfalas Murrah em lactação que foram distribuídas pelos grupos de tratamento CIDR (n = 23) ou CIDR + eCG (n = 27). As vacas do grupo CIDR foram equipadas durante 8 d com um dispositivo intravaginal de libertação controlada de fármacos (CIDR) contendo 1,38 g de progesterona, receberam GnRH (10 mg i.m.) no D 0, PGF2a (750 mg i.m.) no D 7 e GnRH (10 mg i.m.) no D 9; enquanto que as vacas do grupo CIDR + eCG receberam o mesmo tratamento mais eCG (500 UI, i.m.) na altura do tratamento com PGF2a. Todas as vacas foram inseminadas 16-20 h após o segundo tratamento com GnRH. As amostras de sangue foram obtidas 10 dias antes do início do tratamento de sincronização (Dia -10) e no início do tratamento (Dia 0). As vacas com concentrações plasmáticas de progesterona <1 ng/mL registadas em ambas as amostras (níveis baixos-baixos de P4) foram classificadas como vacas não-cíclicas. Da mesma forma, quando um ou ambos os pares de amostras continham concentrações de progesterona sérica >1 ng/mL (níveis Alto-Alto, Baixo-Alto ou Alto-Baixo de P4), as búfalas foram classificadas como vacas cíclicas. O número de búfalas em anestro antes do início do tratamento foi de 11 (47,83) no grupo CIDR e de 18 (66,67%) no grupo CIDR + eCG. A taxa de ovulação, definida como o número de búfalas com pelo menos um corpo lúteo 10 dias após a inseminação, foi mais elevada (P>0,05) nas vacas CIDR + eCG (81,48%) do que nas vacas CIDR (73,91%). A taxa de gravidez foi numericamente mais baixa nas vacas CIDR (34,78%) do que nas CIDR + eCG (48,15%), embora as diferenças não tenham sido significativas (P = 0,34). As taxas de gravidez das vacas CIDR + eCG foram superiores às das vacas inseminadas após o cio natural (40,9%; 29/71). Nos animais não cíclicos, foram registadas taxas de ovulação mais elevadas (P = 0,026) para as vacas CIDR + eCG (94,44%) do que para as vacas CIDR (72,73%). Os nossos resultados indicam que a adição de eCG a um regime de sincronização do estro baseado em progesterona melhora substancialmente a taxa de ovulação em búfalas não cíclicas. Quando este tratamento é seguido de IA cronometrada, as taxas de gestação alcançadas em búfalas anestrosas, quer cíclicas quer não cíclicas, podem aproximar-se das taxas observadas em vacas inseminadas em cio natural.

Palavras chave: eCG, Progesterona, Anestro, Gravidez, Vacas búfalas

ÍNDICE

I. INTRODUÇÃO

A indústria de lacticínios indiana baseia-se principalmente nos búfalos, que produzem mais de 50% da produção total de leite do país, contribuindo assim grandemente para a economia da massa rural indiana (Boletim FIL/IDF). Ironicamente, embora haja uma consciência internacional crescente da importância económica da espécie, o búfalo tem sido muito negligenciado no passado recente num país onde está mais apto a tornar-se o meio de subsistência de numerosos agricultores, especialmente com a diminuição geral das monções. A população mundial de búfalos está estimada em 166,4 milhões (FAO, 2002), dos quais 161,4 milhões se encontram na Ásia (97,2 %). A Índia tem uma população de búfalos de mais de 93,13 milhões, ou seja, aproximadamente 56,6% do total da população mundial de búfalos (FAO, 2001). Embora a população de búfalos na Índia esteja a aumentar, verifica-se uma taxa de crescimento negativa na região de Pondicherry. A espécie encontra frequentemente a maturidade sexual mais tarde, o anestro pós-parto é mais longo, a expressão do estro é mais fraca, a taxa de conceção é menor e os intervalos entre partos são mais longos. O anestro devido à inatividade dos ovários e a menor taxa de conceção na técnica de inseminação artificial são considerados os inconvenientes mais importantes e frustrantes associados à produção de búfalos em Pondicherry. Estas duas condições são responsáveis por um período de intercalação prolongado que resulta em maiores perdas económicas para a indústria leiteira (De Rensis e Lopez-Gatius, 2007).A baixa eficiência reprodutiva do animal, caracterizada por um período de cobrição prolongado, constitui um obstáculo importante para a melhoria económica da produção de búfalos (Abdalla, 2003) e alguns dos factores causais que contribuem para o período de cobrição prolongado são o retardamento da retoma da atividade ovárica após o parto, o cio curto e menos pronunciado, o cio silencioso e o momento inadequado da inseminação artificial (Khattab et al., 1990), 1990). A eficiência produtiva e reprodutiva dos animais são complementares entre si. A baixa eficiência reprodutiva em geral, e no búfalo em particular, continua a ser um grande problema económico a nível mundial e a sua incidência é maior no nosso país. A eficiência reprodutiva dos búfalos é tão alarmantemente baixa que representa uma ameaça muito séria de perda económica para os indianos e para os profissionais da criação de animais (Ramesh et al., 2002). Num cenário tão sombrio, existe uma ampla margem para o aumento da eficiência reprodutiva através de modificações nos métodos tradicionais de criação (Ingawale e Dhoble, 2004). O potencial de produção das búfalas é fortemente influenciado pela eficiência reprodutiva, em particular pela atividade ovárica nas diferentes estações do ano (Singh et al., 2000). Devido a desafios como a baixa precisão da deteção do cio, a duração variável do cio, que vai de 4 a 64 horas (Baruselli et al., 2001), e a imprevisibilidade do momento da ovulação, a inseminação artificial (IA) tem um sucesso limitado nas búfalas. Este facto reduz ainda mais a eficiência reprodutiva. Embora este problema seja significativo, os protocolos de sincronização de cio recentemente desenvolvidos ajudaram a regular o ciclo de cio, estreitando a janela de ovulação, padronizando o período de cio e minimizando a necessidade de deteção de cio em búfalas (De Rensis e Lopez-Gatius, 2007). Para implementar estes protocolos de sincronização de forma eficaz, é essencial compreender a regulação hormonal do ciclo de cio, a dinâmica folicular e a deteção eficiente de cio, especialmente porque os sinais de cio em búfalas são menos pronunciados e o sub-estro é comum. Técnicas como a indução da luteólise prematura com prostaglandinas, o prolongamento da fase lútea com progestagénios e a indução da ovulação com gonadotrofinas e estrogénios têm sido utilizadas para manipular a fisiologia do cio (De Rensis, 2007). Os avanços recentes centram-se no controlo do desenvolvimento folicular para conseguir uma maior sincronia do cio e uma melhor fertilidade. Os protocolos que sincronizam a emergência da onda folicular antes do cio e promovem a sincronia da ovulação permitem a IA em tempo fixo sem a necessidade de deteção do cio (Honparkhe, 2010). Vários protocolos de sincronização do cio, ou seja, a utilização de progesterona e progestagénios (Saini et al., 1986; Singh et al., 1988; Subramanian e Devarajan, 1991; Luthra et al., 1994; Hattab et al, 2000) e a prostaglandina F2 alfa e os seus análogos sintéticos (Chantaraprateep, 1987; Kamonpatana et al., 1987; Singh e Madan, 1991; Brito et al., 2002) têm sido utilizados para melhorar a deteção do cio, facilitando assim a utilização da Inseminação Artificial (I.A.). Uma das principais limitações do uso de prostaglandinas para sincronizar o cio é a falha do fármaco em animais anestros ou não cíclicos (Murugavel et al., 2003a). No entanto, os progestagénios têm a vantagem de, para além de melhorarem a sincronização do cio, também induzirem o cio e a ovulação numa percentagem aceitável em vacas em anestro (Yaniz et al., 2004). Na maioria dos programas de sincronização de cios, a reprodução de acordo com o cio é mais bem sucedida na obtenção de gravidez do que na inseminação cronometrada (Subramanian e Devarajan, 1991 e Lakra et al., 2003). Isso ocorre devido a vários fatores incontroláveis que afetam a sincronia do cio e da ovulação, independentemente do regime de sincronização. Devido ao momento imprevisível da ovulação em búfalas, inseminações duplas têm sido empregadas para alcançar taxas de prenhez satisfatórias. Estudos em búfalas anestrosas mostraram que a incorporação de eCG no momento da retirada da progesterona nesses protocolos aumenta as taxas de ovulação. No entanto, as avaliações de campo destes protocolos em climas tropicais são escassas, uma vez que a maior parte da investigação foi realizada em animais bem geridos em ambientes de exploração controlados. Com este pano de fundo, o presente programa de investigação foi concebido para desenvolver um protocolo de sincronização do cio para inseminação em tempo fixo sem comprometer a taxa de gravidez em búfalas pós-parto em condições de campo.

OBJECTIVOS

1. Estudar a resposta do cio após tratamento hormonal em búfalas

2. Estudar a resposta da fertilidade no cio induzido após a reprodução em tempo fixo.

3. Estudar a função lútea no ciclo estral induzido.

4. Avaliar a relação custo-eficácia deste protocolo em búfalos.

II. REVISÃO DA LITERATURA

Fisiologia do ciclo estral em búfalas

A duração total do ciclo estral das búfalas é comparável à dos bovinos, com um intervalo de 17 a 26 dias e uma média de 21 dias (Jainudeen e Hafez, 2000). Foram observadas variações na duração do ciclo, com ciclos mais curtos ou mais longos frequentemente associados a condições ambientais e nutricionais adversas (Nanda et al., 2003). A duração do cio nas búfalas é tipicamente de 5 a 27 horas, com a ovulação a ocorrer cerca de 34 horas após o início do cio, ou 14 horas após o seu fim. A duração da fase lútea e os intervalos entre as ovulações dependem do número de ondas foliculares num ciclo, que pode variar de uma a três nas búfalas. O cio é mais curto durante as estações mais quentes, com sinais tipicamente manifestados à noite ou de manhã cedo. Especificamente, nas búfalas de raça italiana, a duração do ciclo estral pode variar entre menos de 48 horas e mais de 48 horas, com a ovulação a ocorrer de forma variável, quer após o fim do cio, quer 24 a 60 horas após o início do cio. Em ciclos mais longos, a ovulação ocorre por vezes antes do fim do cio. Além disso, as búfalas tendem a mostrar menos sinais evidentes de cio e raramente apresentam comportamento homossexual em comparação com as vacas. A dinâmica folicular do ovário da búfala segue um padrão ondulatório, envolvendo fases de emergência, crescimento, dominância e atresia ou ovulação. Normalmente, uma ou duas ondas foliculares anovulatórias precedem uma onda ovulatória. Além disso, os ovários das búfalas são mais pequenos, com menos folículos por onda folicular em comparação com os dos bovinos, devido à menor quantidade de folículos primordiais em comparação com os bovinos.

Dinâmica folicular em búfalas

Nos bovinos, a atividade ovárica envolve tipicamente a emergência de 2 ou 3 ondas foliculares sucessivas. Num ciclo de 2 ondas, a emergência da onda ocorre no dia da ovulação (dia 0) e no dia 10, enquanto que num ciclo de 3 ondas, ocorre nos dias 0, 9 e 16. Os níveis basais de gonadotropinas são suficientes para permitir o aparecimento de novas ondas aproximadamente a cada 7 a 9 dias. O momento da luteólise em relação ao aparecimento da última onda folicular determina se o ciclo seguirá um padrão de desenvolvimento folicular de duas ou três ondas. Nas búfalas, outro aspeto da dinâmica ovárica é que a primeira ovulação pós-parto em búfalas do pântano tailandesas amamentadas é seguida de um ciclo estral curto, com uma média de 10,2±0,38 dias na maioria dos animais, que melhora com o tempo (Yindee et al., 2010). Yindee et al. (2007) observaram que o diâmetro médio dos folículos ovulatórios aumenta entre a primeira e a segunda ovulação (13,50±0,52 mm na primeira e 14,31±0,38 mm na segunda ovulação), sendo o folículo ovulatório e o corpo lúteo maiores em animais prenhes. Acredita-se que essas variações sejam devidas à influência da qualidade do oócito do folículo dominante, que é destinado à ovulação. Ciclos de estro mais curtos ou ciclos anovulatórios em búfalas resultam frequentemente em anestro pós-parto e infertilidade, levando a perdas económicas significativas para os criadores de búfalas. Na Índia, apenas 34 a 49% das búfalas apresentam estro nos primeiros 90 dias após o parto, enquanto 31 a 40% permanecem em anestro até 150 dias após o parto (EL-Wishy, 2007). Uma das formas eficazes de introduzir rapidamente um melhoramento genético significativo no gado leiteiro é a inseminação artificial (IA) (Ingawala et al., 2003). No entanto, no nosso país, a IA dificilmente cobre 10 % da população de búfalos e a taxa de conceção através da IA tem sido considerada baixa em condições de campo (Sharma et al., 2003). A razão mais importante que limita a utilização da IA em búfalas é a deteção exacta dos sinais de cio (Valle, 1994; Singh et al., 2000). Tal deve-se principalmente à baixa intensidade dos sinais de cio, que se manifestam geralmente durante a noite e as primeiras horas da manhã (Gill et al., 1973; Butchaiah et al., 1975). O controlo do ciclo estral e o restabelecimento de um horário fixo de IA constituiriam um meio de contornar o problema da deteção do cio (Gordon, 1996). Assim, o controlo do ciclo estral contribuirá definitivamente para a utilização extensiva da tecnologia de IA na população de búfalas.

Vários trabalhos demonstraram que o ciclo estral nos bovinos pode ser controlado prolongando a fase lútea ou estabelecendo uma fase lútea artificial através da administração de progesterona exógena ou de progestagénios sintéticos (Odde, 1990; Larson e Ball, 1992), uma vez que a progesterona suprime o estro e a ovulação ao inibir a libertação da hormona luteinizante, impedindo a maturação final dos folículos (Peters, 1986).

Sincronização do estro em búfalas

Foram obtidos resultados bem sucedidos em bovinos através da sincronização dos ciclos estrais por meio da manipulação da atividade ovárica e da previsão do momento da ovulação. O controlo do ciclo estral nas búfalas pode ser conseguido através da regulação da fase lútea ou da fase folicular, que inclui o desenvolvimento folicular e a ovulação. Até à data, a fase lútea tem sido gerida com prostaglandinas ou análogos da progesterona, enquanto o desenvolvimento folicular e a ovulação têm sido eficazmente manipulados através de protocolos combinados que envolvem prostaglandinas, progesterona e gonadotrofinas (GnRH, hCG, eCG), juntamente com ésteres de estradiol (De Rensis e Lopez Gartius, 2007). O método mais antigo de administração de progestagénio para sincronização do cio consistia em injecções diárias de progesterona (Christian e Casida, 1948; Ulberg et al., 1951). Subsequentemente, a administração oral de acetato de melengestrol ou acetato de medroxiprogesterona (Hansel e Malven, 1960; Hansel, 1961; Shukla et al., 1972), a progesterona aplicada através de pessários de esponja intravaginais (Sreenan, 1975; Sreenan e Mulvehill, 1975) foram tentadas com sucesso para sincronizar o cio. Ultimamente, a progesterona ou os progestagénios sintéticos são administrados por dispositivos intravaginais como o PRID (Dispositivo intravaginal de libertação de progesterona) (Rajamahendran e Thamotharan, 1983; Singh et al. 1983;1984) e o CIDR (Libertação intravaginal controlada de fármacos) (Andurkar e Kadu, 1995; Lakra et al, 2003; Subramaniam e Devarajan, 1991), ou implantes auriculares subcutâneos (Rao e Rao, 1979; Singh et al., 1983).

Heersche et al.(1974) e Wishart (1974) tentaram pela primeira vez a administração de prostaglandina no final ou próximo do final de um tratamento com progesterona. Foram alcançadas taxas de sincronização e taxas de gravidez superiores ou iguais às taxas de controlo para vacas em cio natural quando foram utilizados dispositivos de libertação de progesterona em conjunto com prostaglandina ou um dos seus análogos (Munro e Moore, 1985; Ryan et al., 1999; Roche, 1976; Xu et al., 1996). Na sincronização do cio, foram registadas melhores taxas de conceção após a I.A. no cio detectado, em comparação com a I.A. cronometrada, devido a variações no momento da ovulação (Fetrow e Blanchard, 1987; Stevenson et al., 1987; Archbald et al., 1992). O fator mais importante, talvez, seja a fase do ciclo estral no início do tratamento. Para sincronizar o momento da ovulação num curto período de tempo para permitir a inseminação cronometrada sem comprometer as taxas de conceção, foram desenvolvidos vários tratamentos hormonais (Gordon, 1996).

Protocolo Ovsynch (TAI):

A administração aleatória de GnRH durante o ciclo estral resulta na libertação de LH (Chenault et al., 1990), provoca a ovulação ou luteinização de grandes folículos presentes no ovário, sincroniza o recrutamento de uma nova onda folicular (Macmillan e Thatcher, 1991; Thatcher et al, 1989) e equaliza as ondas de desenvolvimento folicular (Macmillan e Thatcher, 1991; Schmitt et al., 1996a; Thatcher et al., 1989; Twagiramungu et al., 1992; Wolfenson et al., 1994). A administração subsequente de PGF2α 7 dias após o tratamento com

GnRH induz a regressão de um CL original ou induzido por GnRH e permite a maturação final do folículo dominante sincronizado (Schmitt et al., 1996b). Para sincronizar a ovulação num curto período de tempo e permitir a inseminação cronometrada no regime de GnRH-prostaglandina, foi incluída uma dose adicional de GnRH 24 (Thatcher et al., 1996), 48 (Pursley et al., 1995), 54 (Twagiramunguet al., 1995) e 60 horas (Peters et al, A eficácia da segunda dose de GnRH 48 horas após o tratamento com prostaglandina para sincronizar o momento da ovulação foi estabelecida para vacas leiteiras e de corte (Silcox et al., 1995a: Silcox et al., 1995b). Uma segunda dose de GnRH administrada 48 horas após a injeção de PGF2α melhora a precisão da ovulação durante um período de 8 horas de 24 a 32 horas após esta segunda dose de GnRH. O sucesso desta adição ao regime padrão combinado de GnRH-prostaglandina em gado leiteiro deu origem ao protocolo Ovsynch ou inseminação artificial cronometrada (TAI) recentemente desenvolvido, que permite uma IA bem sucedida em tempo fixo sem necessidade de deteção de cio (Pursley et al.,1995).

Neste protocolo de sincronização do cio com inseminação cronometrada, as taxas de gravidez foram semelhantes às das vacas inseminadas no cio detetado (Burke et al., 1996). Embora muito trabalho tenha sido feito na sincronização do cio para inseminação artificial em tempo fixo em bovinos brancos (Pursley et al., 1995, 1997a,b), há escassez de informação sobre este aspeto em búfalas (Berber et al., 2002; Neglia et al., 2003;). Em búfalas, o Ovsynch sincronizou com precisão a ovulação dentro de um intervalo de 12 horas (20-32 h) após o segundo tratamento com GnRH (Paul e Prakash, 2005). Além disso, o sucesso do programa Ovsynch foi subsequentemente verificado na fase do ciclo estral em que a primeira dose de GnRH é administrada (Vasconcelos et al., 1999; Moreira et al., 2000). A redução da fertilidade ocorre em vacas quando o programa Ovsynch é iniciado durante as fases folicular e lútea tardia do ciclo estral (Moreira et al., 2000). A literatura recente mostra que, em vacas leiteiras com baixa concentração de progesterona no início do tratamento, o Ovsynch suplementado com progestagénios melhorou as taxas de ovulação e de gravidez, quando comparado com o Ovsynch isolado (Murugavel et al., 2003b; Kawate et al., 2004). Uma vez que o anestro pós-parto devido a ovários não funcionais é uma das principais causas de baixa eficiência reprodutiva em búfalas (Singh et al., 1979; Sreemannarayana e Rao, 1997; Peter, 1984; Kunj et al., 2002), o protocolo de sincronização do cio baseado em progesterona era normalmente aplicado em búfalas.

Efeito da gonadotrofina coriónica equina (eCG) na sincronização do cio em búfalas.

A incorporação de eCG em protocolos de sincronização de cio baseados em progesterona aumenta significativamente as taxas de ovulação em búfalas não cíclicas. No entanto, devido à imprevisibilidade do momento da ovulação nas búfalas, têm sido efectuadas inseminações duplas para obter taxas de gravidez aceitáveis. A investigação em búfalas em anestro demonstrou que a adição de eCG na altura da retirada da progesterona nestes protocolos melhora as taxas de ovulação. Apesar destes resultados, as avaliações de campo de tais protocolos em climas tropicais são limitadas, sendo a maioria dos estudos efectuados em animais bem geridos em explorações agrícolas. O tratamento CIDR + eCG demonstrou melhorar as taxas de ovulação em búfalas não cíclicas e as taxas de prenhez em animais cíclicos e não cíclicos. O eCG aumenta a eficácia dos protocolos de inseminação artificial cronometrada ao promover um melhor crescimento folicular, função lútea e fertilidade em búfalas durante a estação não reprodutiva. No entanto, em novilhas, o intervalo entre a retirada da progesterona e a ovulação e a sua sincronia não foi significativamente afetado (Lakra et al., 2003; Rao e Suryaprakasam (1991); Singh et al., 1988; Younis et al., 1996).

III. MATERIAIS E MÉTODOS

Animais:

Cento e vinte e uma búfalas Murrah foram utilizadas para este estudo. Cinquenta búfalas que completaram pelo menos três meses de pósparto, mantidas em diferentes áreas da região de Pondicherry (latitude 11,59°N, longitude 79,50°E), foram utilizadas neste estudo. As aldeias incluem Kannuvapet, Koombakkam, Othienpet e outras aldeias na comuna de Villianur e arredores e Lawspet na comuna de Oulgaret e Karikalampakkam na comuna de Nettappakkam (fig.1). Foram utilizadas neste estudo vacas búfalas Murrah (B. bubalis) com mais de 120 dias de leite.

Nenhuma das vacas tinha mostrado sinais de cio desde o parto até 10 dias antes do início do tratamento, pelo que foram classificadas como anestésicas. As vacas foram alojadas em estábulos, deixadas a mamar durante 30-40 segundos e depois ordenhadas à mão duas vezes por dia. Eram alimentadas com rações mistas, podiam pastar durante 3-4 horas por dia e tinham acesso a água durante todo o dia.

A temperatura ambiente durante o ano variou de 24°C a 32°C. No início do tratamento, os índices de condição corporal (ECC) foram atribuídos pelo mesmo veterinário, utilizando uma escala de cinco pontos, em que 1 representava muito magro e 5 representava obeso. Apenas os búfalos com ECC entre 2 e 3,5 foram incluídos no estudo. Foram feitos esforços para minimizar a variação no estado geral de saúde dos animais, assegurando que a falha na ovulação ou conceção pudesse ser atribuída a outros factores que não as condições clínicas. As búfalas que apresentavam doenças, tais como distúrbios digestivos, descargas genitais anormais ou anomalias do trato reprodutivo detectáveis por palpação rectal, foram excluídas do estudo.

Tratamentos:

Vinte e três búfalas (grupo CIDR) foram equipadas com um dispositivo de libertação de progesterona (fig.2, fig.3 e fig.4) (Ezibred, Libertação intravaginal controlada de fármaco (C.I.D.R.) (Livestock improvement, Hamilton, Nova Zelândia) contendo 1,38 g de progesterona (sem cápsula de benzoato de estradiol) no Dia 0. O C.I.D.R. foi mantido durante 8 dias. No momento da inserção do CIDR, todos os animais receberam uma injeção intramuscular de 10 µg de buserelina (análogo da hormona libertadora de gonadotropina) (GnRH) (Receptal Vet, Intervet International, GmbH, Alemanha) (fig.5 e fig.6). No 7º dia de tratamento, o análogo da prostaglandina F2 alfa (PGF$_2$ α) (Ilerin, Intervet International, GmbH, Alemanha) foi administrado por via intramuscular. Uma dose adicional de GnRH (10 µg i.m.) foi injetada 36 horas após a remoção do tratamento progestacional. Outro grupo de 27 animais (grupo CIDR + eCG) recebeu o mesmo tratamento que o grupo CIRD, exceto que também recebeu 500 U.I. de gonadotropina coriónica equina (eCG) (Folligon, Internet International B.V., Boxmeer, Holanda) por via intramuscular no 7.º dia de tratamento.

<h1 style="text-align:center">Calendário de tratamento</h1>

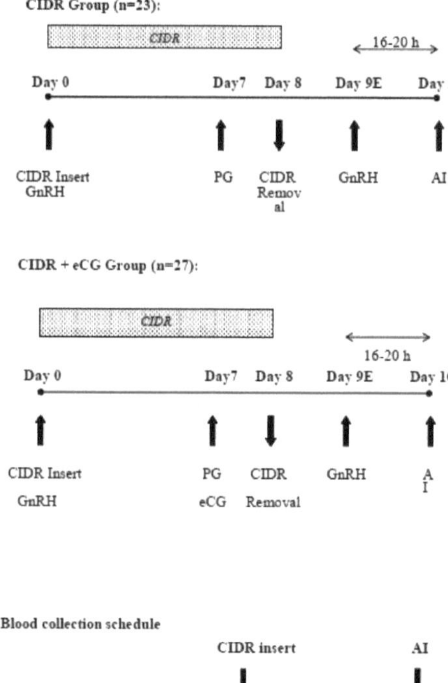

Todos os animais que foram sincronizados para o cio foram inseminados artificialmente com sémen congelado de búfala Murrah (Medium French straw) 16 a 20 horas após a segunda dose de injeção de GnRH sem deteção de cio (fig.7 & & 8). Todas as inseminações foram efectuadas pelo mesmo veterinário.

Exame ginecológico:

Foram efectuados três exames ginecológicos por palpação do reto em todas as búfalas após o início do tratamento, nos dias 10, 20 e 50, para avaliar o desenvolvimento folicular, a taxa de ovulação e o estado de gravidez, respetivamente (fig. 9). A gravidez foi diagnosticada através da palpação do reto para detetar a presença de alantocorões. A ovulação foi determinada pela deteção da presença de um corpo lúteo nos ovários. A taxa de ovulação foi definida como o número de vacas com pelo menos um corpo lúteo em percentagem do número total de vacas de cada grupo. A taxa de prenhez foi definida como o número de vacas prenhes após a primeira IA, em percentagem do número total de vacas de cada grupo. Foi utilizada como referência a taxa de prenhez das búfalas (71 búfalas) das mesmas aldeias inseminadas após o cio natural durante o período de estudo.

Análise da progesterona:

Foram obtidas amostras de sangue de todos os búfalos 10 dias antes do início do tratamento (Dia -10), aquando do início do tratamento (Dia 0) e aquando da I.A. (Dia 9). O sangue foi colhido da veia jugular para tubos vazios esterilizados (fig. 10). Foi mantido à temperatura de refrigeração durante a noite e o soro foi separado por centrifugação e armazenado a -20 C até ser analisado.

A progesterona foi determinada utilizando kits RIA de fase sólida (fig. 11) contendo tubos revestidos com anticorpo anti-progesterona e progesterona marcada com^{125} I (Immunotech, Beckman Coulter,

França). A estimativa das amostras de inserções de hormonas de progesterona foi efectuada no National Institute of Animal Nutrition and Physiology, Bangalore (uma unidade do Indian Council for Agricultural Research). O método RIA foi previamente validado para utilização em vacas, tal como descrito por Guilbault et al. (1988).

Procedimento de ensaio:

1. Foram adicionados 50 μl de calibrador (amostra que contém progesterona para uma gama padrão de 0 a 60 ng/ml em soro humano), controlo ou amostra e 500 μl de marcador (progesterona marcada com^{125} I) aos tubos revestidos com anticorpo anti-progesterona e misturados com um misturador do tipo vertex.
2. Incuba-se durante 1 hora a 18-25° C com agitação (350 rpm).

3. Em seguida, o conteúdo dos tubos foi cuidadosamente aspirado, exceto os 2 tubos (cpm total).
4. Todos os tubos foram contados num contador gama durante 1 minuto para cpm ligados (B) e cpm totais (T).
Os resultados foram obtidos a partir da curva-padrão por interpolação. A curva B/T (%) dos padrões foi representada no eixo vertical em função da concentração hormonal no eixo horizontal para cada um dos padrões no papel gráfico logit-log. Foi traçada uma linha reta que se aproxima da trajetória dos padrões. A concentração total de progesterona para as amostras desconhecidas foi estimada a partir da reta por interpolação. A concentração de progesterona no soro foi expressa em nanogramas por mililitro (ng/ml). A sensibilidade do ensaio foi de 0,05 ng/ml de progesterona. O valor de sensibilidade foi atribuído a amostras de soro com concentrações hormonais inferiores

a este valor. Os coeficientes de variação intra-ensaio e inter-ensaio foram de 5,8 % (n = 10) e 9,0% (n = 18), respetivamente. As concentrações séricas de progesterona foram utilizadas para classificar as vacas como apresentando ($\geq$ 1 ng/ml) ou não apresentando (<1 ng/ml) atividade lútea.

Análise estatística:

As concentrações plasmáticas de progesterona $\geq$1 ng/mL foram consideradas indicativas da presença de um corpo lúteo ativo [35]. Por conseguinte, as búfalas com níveis plasmáticos de progesterona <1 ng/mL em duas amostras colhidas nos dias -10 e 0 (níveis baixos-baixos de P4) foram classificadas como vacas anestrosas ou não cíclicas. Por outro lado, as búfalas com uma ou ambas as amostras apresentando concentrações de progesterona $\geq$1 ng/mL (níveis de P4 Alto-Alto, Baixo-Alto ou Alto-Baixo) foram classificadas como vacas em subestro ou cíclicas. Por conseguinte, considerou-se que as búfalas cíclicas apresentavam subestro ou estro silencioso, uma vez que não apresentavam sinais visíveis de estro desde o parto até ao início do tratamento. As taxas gerais de ovulação e de gravidez, bem como as taxas de ovulação e de gravidez com base no estado cíclico, foram analisadas através de testes de qui-quadrado. Os valores de p inferiores a 0,05 foram considerados estatisticamente significativos, e os resultados são apresentados como média $\pm$ desvio padrão (S.D.).

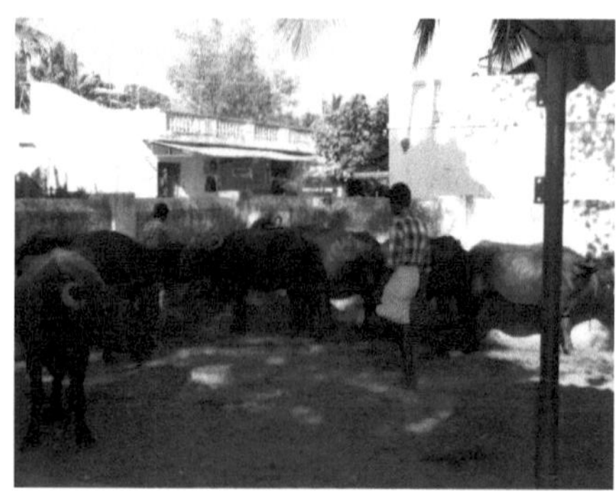

Fig. 1. Animais experimentais em condições de campo

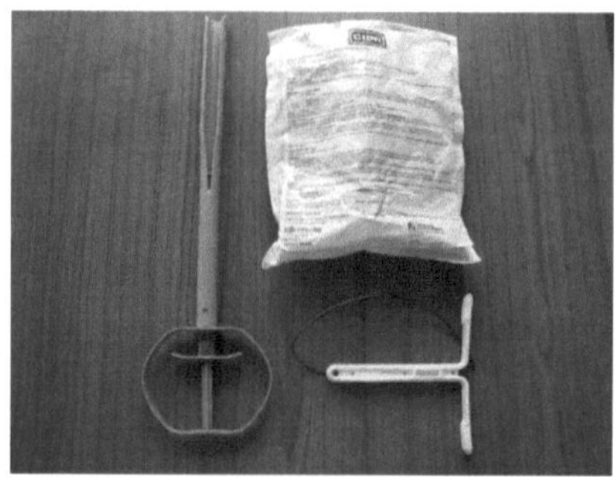

Fig. 2. CIDR com aplicador

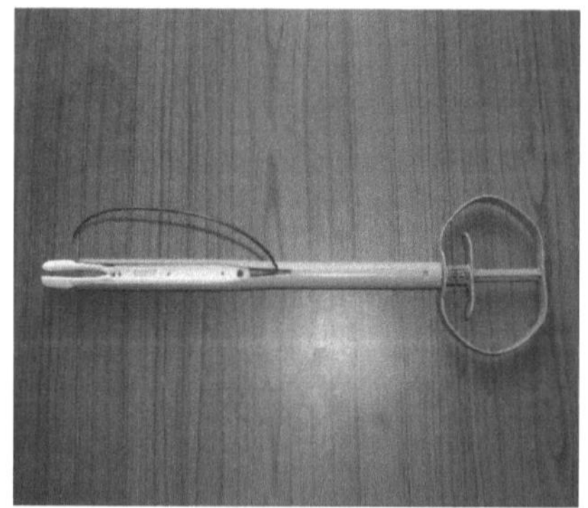

Fig. 3. CIDR no aplicador

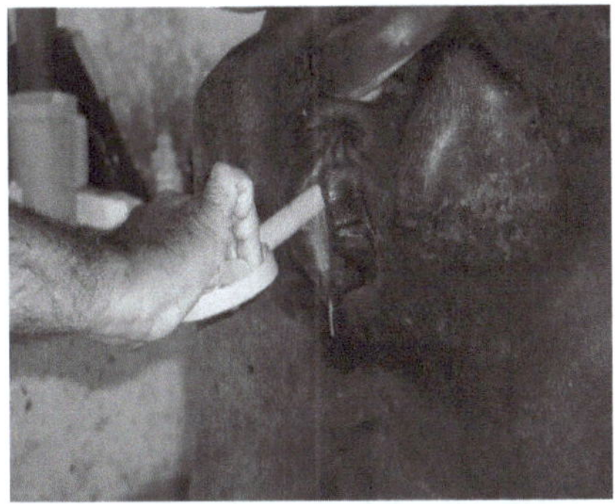

Fig. 4. Inserção de CIDR

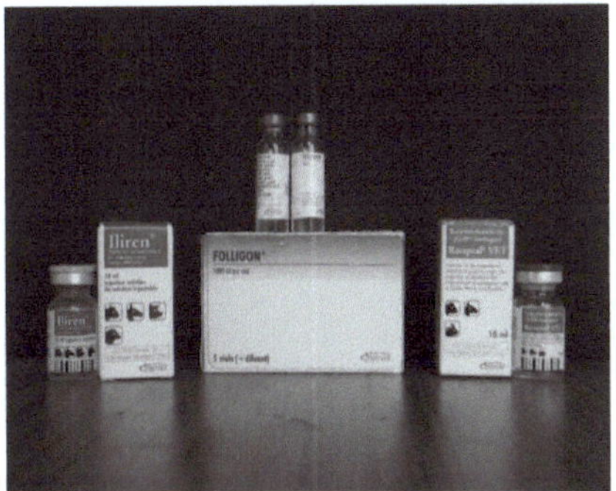

Fig. 5. Hormonas utilizadas na experiência

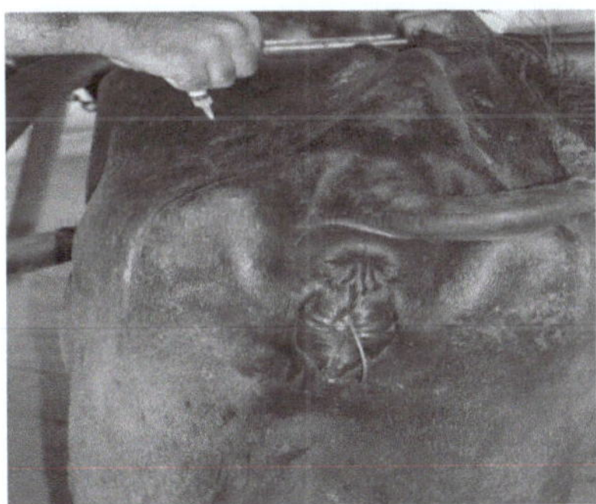

Fig. 6. CIDR em posição e injeção de GnRH

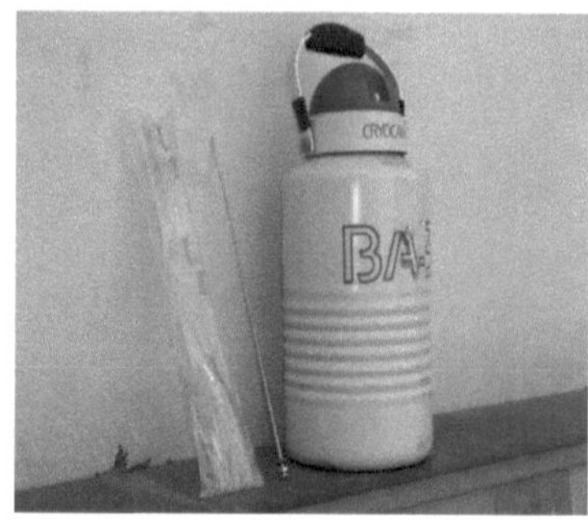

Fig. 7. Kit móvel de inseminação artificial

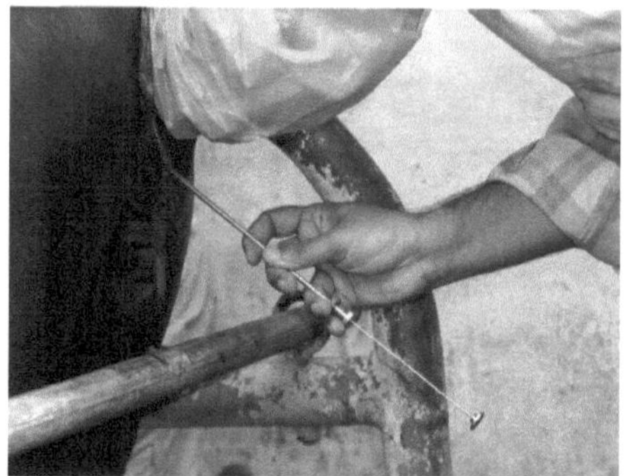

Fig. 8. Inseminação artificial

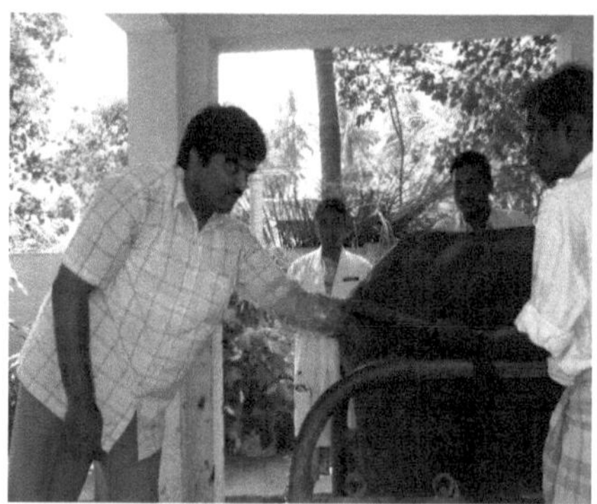

Fig. 9. Diagnóstico de gravidez

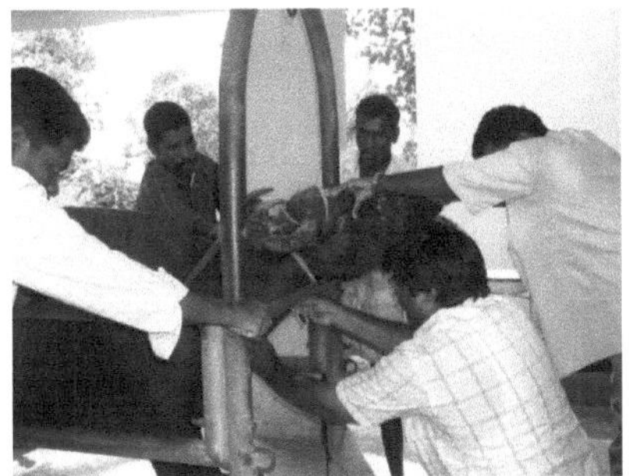

Fig. 10. Colheita de sangue para o ensaio da progesterona

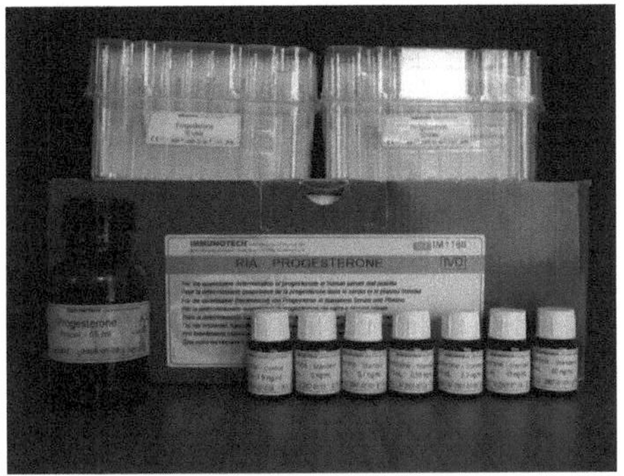

Fig. 11. Kit RIA para progesterona

IV RESULTADOS

Durante o período de estudo, 71 búfalas com cio natural foram inseminadas e 29 (40,9%) delas resultaram em gravidez. O número médio de lactações foi de 2,58 ± 1,25 (X ± S.D.: varia de 1 a 7 lactações). O período médio entre o parto e o início do tratamento foi de 9,68± 3,04 meses (variando de 6 a 18 meses). Em vacas com elevada concentração de progesterona (n = 12), o nível médio de progesterona plasmática foi de 1,62 ± 0,78 ng/ml (1,00 - 2,95 ng/ml) e 1,91 ± 1,08 ng/ml (1,07 - 3,64 ng/ml) para o CIDR e o CIDR

+ eCG, respetivamente. Nas vacas com baixa concentração de progesterona (n = 38), os níveis de progesterona correspondentes foram 0,66 ± 0,19 ng/ml (0,19 - 0,90 ng/ml) e 0,59 ± 0,28 ng/ml (0,13 - 0,96 ng/ml), respetivamente. O número de búfalas em anestro antes do início do tratamento foi de 11 (47,83) no grupo CIDR e 18 (66,67%) no grupo CIDR + eCG. O quadro 1 mostra o desempenho reprodutivo global dos dois grupos de tratamento. O grupo CIDR + eCG apresentou um aumento nas taxas de ovulação e de gravidez, em comparação com o grupo CIDR. Embora os valores não sejam estatisticamente significativos, verifica-se um aumento de cerca de 18% nas taxas de gravidez no grupo CIDR + eCG, em comparação com o grupo CIDR. Tendo em consideração a presença de progesterona alta ou baixa no início do tratamento, as Tabelas 2 e 3 resumem de forma correspondente a taxa de ovulação e gravidez. A interação entre o nível de progesterona e o tratamento isolado foi incluída em ambos os modelos finais O número de lactação não foi significativo e, por conseguinte, não foi incluído nos modelos finais. Em ambos os grupos de tratamento, há um aumento das taxas de ovulação e de prenhez nas búfalas com baixo nível de progesterona no início do tratamento, em comparação com as vacas com alto nível de progesterona no início do tratamento. Nas búfalas com baixo nível de progesterona, registou-se um aumento das taxas de ovulação e de gravidez no grupo CIDR + eCG em comparação com o grupo CIDR. Não houve interação significativa (P > 0,05) entre o grupo de tratamento e o nível de progesterona no Dia 0 para a probabilidade de ovulação e gravidez. Do mesmo modo, em ambos os grupos de tratamento, há um aumento das taxas de ovulação e de gravidez em búfalas não cíclicas ou em anestro, quando comparadas com búfalas cíclicas (quadros 4 e 5). Não houve interação significativa (P > 0,05) entre o grupo de tratamento CIDR + eCG e o estado dos ovários antes do tratamento para a probabilidade de ovulação e gravidez. Nas búfalas em anestro, registou-se um aumento das taxas de ovulação e de gravidez no grupo CIDR + eCG em comparação com o grupo CIDR. Nas búfalas cíclicas, registou-se um aumento das taxas de ovulação e de gravidez no grupo CIDR, em comparação com o grupo CIDR+eCG. Embora não seja significativa, a interação implica que, em búfalas em anestro e em búfalas com baixo nível de progesterona no momento do início do tratamento, o protocolo CIDR + eCG aumenta as taxas de ovulação e de gravidez quando comparado com o tratamento CIDR. O resultado também sugere que a inclusão de eCG no protocolo de indução do cio à base de progesterona aumenta as taxas de ovulação e de gravidez na população total de búfalas, independentemente do nível de progesterona no início do tratamento.

Quadro 1

Efeitos de dois regimes de tratamento nas taxas de ovulação e gravidez.

Grupo	CIDR (n = 23)	CIDR + eCG (n=27)	OU	95 % C I	P valor
Taxa de ovulação (%)	73.91	81.48	1.55	0.32 - 4.66	0.52
Taxa de gravidez (%)	34.78	48.15	1.74	0.41 - 3.97	0.34

Para todas as variáveis, não foram detectadas diferenças significativas pelo teste do Qui-quadrado

Quadro 2

Efeitos do tratamento na taxa de ovulação em animais com alta ($\geq$ 1 ng/ml) ou baixa (<1 ng/ml)concentração de progesterona no início do tratamento.

Tratamento	Progesterona	Taxa de ovulação n	%	OU	95 % IC	Valor P
CIDR + eCG	Baixa	18/21	85.71	1.85	0.25 - 6.89	0.76
CIDR	Baixa	13/17	76.47			
CIDR + eCG	Elevado	4/6	66.67	1.00	0.09 - 11.03	0.54
CIDR	Elevado	4/6	66.67			

Para todas as variáveis, não foram detectadas diferenças significativas pelo teste do Qui-quadrado

Quadro 3
**Efeitos do tratamento na taxa de gravidez em animais com alta (≥
1 ng/ml) ou baixa (<1ng/ml) concentração de progesterona no
início do tratamento.**

Tratamento	Progesterona e	Taxa de gravidez		OU	95 % IC	Valor P
		n	%			
CIDR + eCG	Baixa	12/21	57.14	1.90	0.36 - 4.81	0.328
CIDR	Baixa	7/17	41.18			
CIDR + eCG	Elevado	1/6	16.67	1.00	0.05 - 20.91	0.439
CIDR	Elevado	1/6	16.67			

Para todas as variáveis, não foram detectadas diferenças significativas
pelo teste do Qui-quadrado

Quadro 4
**Efeitos do tratamento na taxa de ovulação em animais em anestro
e cíclicos no início do tratamento.**

Tratamento	Estado dos ovários	Taxa de ovulação		OU	95 % IC	P valor
		n	%			
CIDR + eCG	Anestro	17/18	94.44	6.38	0.20 - 25.03	0.275
CIDR	Anestro	8/11	72.73			
CIDR + eCG	Cíclico	5/9	55.56	0.42	0.01 - 4.39	0.42
CIDR	Cíclico	9/12	75.00			

Para todas as variáveis, não foram detectadas diferenças significativas
pelo teste do Qui-quadrado

Quadro 5

Efeitos do tratamento na taxa de prenhez em animais em anestro e cíclicos no início do tratamento.

Tratamento	Progesterona	Taxa de gravidez		OU	95 % IC	P valor
		n	%			
CIDR + eCG	Anestro	12/18	66.67	2.4	0.31 - 6.82	0.26
CIDR	Anestro	5/11	45.45			
CIDR + eCG	Cíclico	1/9	11.11	0.38	0.06 - 7.61	0.81
CIDR	Cíclico	3/12	25.00			

Para todas as variáveis, não foram detectadas diferenças significativas pelo teste do Qui-quadrado

V. DISCUSSÃO

Este relatório descreve uma avaliação preliminar de protocolos de inseminação cronometrada baseados na combinação de eCG, progesterona, GnRH e PGF2a para uso em vacas búfalas mantidas em condições de campo. Foram feitos esforços para reduzir as variações no estado geral dos animais, de modo a que a incapacidade de ovular ou conceber pudesse ser atribuída a outros factores que não o estado clínico das vacas durante o estudo. Apesar de o número de animais estudados ser reduzido, é possível responder à principal questão colocada, ou seja, foi observada uma diferença nas taxas de ovulação e de gravidez entre os grupos de tratamento CIDR e CIDR + eCG. Tanto o tratamento CIDR como o CIDR + eCG aumentaram as taxas de gravidez em vacas com baixo nível de progesterona do que em vacas com alto nível de progesterona no início do tratamento. Do mesmo modo, o tratamento CIDR ou CIDR + eCG aumentou as taxas de gravidez em vacas em anestro do que em vacas cíclicas. As búfalas com baixo nível de progesterona no início do tratamento CIDR + eCG têm mais hipóteses de engravidar (1,9 vezes) do que as búfalas que são submetidas ao tratamento CIDR. A administração de uma dose inicial de GnRH promove a ovulação ou a luteinização de folículos grandes, sincroniza o recrutamento de uma nova onda folicular e controla o estágio de desenvolvimento de um folículo pré-ovulatório antes que a PGF2 cause a regressão de um corpo lúteo original ou induzido por GnRH (Macmillan e Thatcher, 1991). A segunda dose de GnRH induz um pico de LH pré-ovulatório (Schmitt et al., 1996) e uma ovulação subsequente de um folículo recém-recrutado nas 30 horas seguintes à injeção de prostaglandina (Pursley et al., 1995). No presente estudo, o tratamento de búfalas com elevada concentração de progesterona, com um protocolo à base de progesterona, nos grupos CIDR e CIDR + eCG, deu origem a taxas de gestação mais baixas. Os nossos resultados são consistentes com os de um estudo anterior em bovinos brancos com elevado nível de progesterona no início do tratamento (Murugavel et al., 2003b), em que se obtiveram taxas de gravidez mais baixas após a sincronização por progesterona mais PGF2a com GnRH no início do tratamento com progesterona. No entanto, no presente relatório, os tratamentos com progesterona foram administrados sob a forma de CIDR em vez de PRID. Há, de facto, margem para muito mais investigação no sentido de compreender os mecanismos pelos quais os protocolos de progesterona, GnRH e PGF2a iniciados na fase lútea do ciclo estral afectam as ondas foliculares em vacas leiteiras no início do pós-parto, levando possivelmente a taxas de gravidez reduzidas após a inseminação cronometrada. Foram observadas respostas diferentes aos tratamentos em búfalas com ovários lisos ou cíclicos no início do tratamento. Nas búfalas com ovários lisos, as taxas de ovulação e de gravidez foram mais elevadas no grupo CIDR +eCG do que no grupo CIDR. Nas búfalas cíclicas, as taxas de ovulação e de gravidez foram mais baixas no grupo CIDR+eCG do que no grupo CIDR. Em búfalas em anestro, a combinação de GnRH e progesterona nos regimes CIDR e CIDR + eCG parece ser suficiente para facilitar o crescimento folicular e a maturação antes da ovulação, após a remoção do dispositivo de progesterona, levando a uma melhor ovulação e gravidez, conforme relatado por Stevenson et al. (1997) em vacas de corte em anestro. A inclusão de eCG foi considerada benéfica para melhorar a taxa de gravidez apenas em búfalas em anestro. As búfalas com ovários lisos no início do tratamento com CIDR + eCG têm 2,4 vezes mais probabilidades de engravidar do que no tratamento com CIDR. Na população em geral, as taxas de ovulação e de gravidez registaram um aumento no grupo CIDR + eCG, em comparação com o grupo CIDR. Embora os valores não sejam estatisticamente significativos, verifica-se um aumento de cerca de 18% no grupo CIDR + eCG em comparação com o grupo CIDR. Contudo, do ponto de vista económico, um aumento de 18% na taxa de gravidez no grupo CIDR + eCG é mais importante para os produtores de leite. Uma análise global dos dados revelou que a taxa de gravidez obtida na inseminação cronometrada após o cio induzido no grupo CIDR + eCG (48,15%) é comparável às taxas registadas após a inseminação artificial com sémen congelado no cio natural (25 - 45%) em vacas búfalas (Jainudeen e Hafez, 2000; Paul e Prakash, 2005; Singh et al., 2003). Em búfalas não cíclicas, foi registado um aumento da taxa de gravidez no grupo de tratamento CIDR + eCG do que no grupo de tratamento CIDR (66,67% vs 45,45). Em búfalas não cíclicas, Saini et al. (1986) registaram um aumento da taxa de gravidez devido a um nível de pico mais elevado de FSH durante o cio no caso de progesterona suplementada com eCG, em comparação com progesterona isolada. No nosso trabalho, o aumento das taxas de gravidez e ovulação no tratamento com eCG, em grupos de búfalas com ovários lisos, pode dever-se a um nível de pico de FSH mais elevado induzido pela eCG durante o estro. Os presentes resultados mostram que a inseminação cronometrada após 8 dias de tratamento com progesterona mais GnRH no Dia 0 e eCG e PGF2a no Dia 7 é uma forma eficaz de gerir a reprodução em búfalas não cíclicas, mas isto justifica uma investigação mais aprofundada em grandes populações de búfalas no início do pós-parto, com mais ênfase na dinâmica folicular. A eficiência reprodutiva é essencial para uma exploração leiteira rentável. Na maioria dos sistemas de gestão, um intervalo entre partos inferior a 420 dias é considerado economicamente ótimo para a criação de búfalas leiteiras (Jainudeen e Hafez, 2003). O intervalo entre os partos subsequentes é conhecido como intervalo de partos ou período de intercalação. É uma caraterística reprodutiva importante para a avaliação do potencial de produção ao longo da vida das búfalas. À semelhança de outras caraterísticas reprodutivas, o intervalo entre partos é também muito variável. Em condições de campo, o período médio entre partos foi registado como sendo de 540 dias (Jainudeen e Hafez, 2003). Na Índia, mesmo em condições organizadas de fazenda, o período médio entre partos foi de 477 ± 32,9 dias em vacas búfalas Murrah (Saini et at., 2003). Uma vez que a duração da gestação é um intervalo fixo, o intervalo entre partos só pode ser reduzido através da redução do dia aberto, ou seja, da data do parto até a conceção subseqüente. Entre as búfalas, o anestro verdadeiro durante o período pós-parto é um grande problema económico, que leva a um longo intervalo entre partos (Rao e Rao, 1970; Pant e Roy, 1972). Devido a este problema de anestro pós-parto, verifica-se um aumento dos dias abertos. Assim, induzir as búfalas ao cio durante o período pós-parto precoce com um protocolo de sincronização do cio à base de progesterona suplementado com eCG reduzirá os dias abertos e, por sua vez, reduzirá o período de intercalação sem comprometer a fertilidade. Embora o custo do tratamento CIDR + eCG necessário para induzir o cio numa única búfala seja razoavelmente elevado (Rs. 820,00), a redução do período intercalar para menos de 420 dias irá certamente melhorar a eficiência reprodutiva da exploração e, subsequentemente, melhorar a rentabilidade da criação de búfalos. Ao reduzir um dia no período de cobrição, haverá um ganho de 25 rupias, que será o montante mínimo necessário por dia para a alimentação e o maneio de um único búfalo. Além disso, um período de cobrição mais curto, para além de aumentar o número de vitelos nascidos, também aumenta a quantidade de leite produzido por uma búfala durante a sua vida, aumentando assim a viabilidade económica da criação de gado leiteiro.

VI. CONCLUSÃO

Em conclusão, a inclusão de eCG no tratamento melhora as taxas de ovulação e de gravidez em búfalas com baixo nível de progesterona no início do tratamento, mas não em búfalas com alto nível de progesterona no início do tratamento. Do mesmo modo, em búfalas em anestro, a inclusão de eCG no programa de tratamento melhora as taxas de ovulação e de gravidez, mas não em búfalas cíclicas. Por conseguinte, apesar destas pequenas aberrações, os nossos resultados sugerem que a inclusão de eCG no protocolo de sincronização do cio baseado na progesterona em búfalas pós-parto melhora o desempenho reprodutivo das búfalas e, por conseguinte, aumenta as receitas dos produtores de leite. A investigação futura deve centrar-se na identificação dos factores que contribuem para a baixa fertilidade sazonal e para os padrões de comportamento do cio nas búfalas. Um conhecimento mais profundo dos factores que influenciam a fisiologia do ciclo estral permitirá um controlo mais preciso do ciclo estral. Isto, por sua vez, promoverá uma melhor sincronia, bem como melhores taxas de ovulação e conceção, em protocolos de inseminação em tempo fixo para búfalas inférteis.

VII REFERÊNCIAS

Abdalla, E.B. (2003). Melhoria do desempenho reprodutivo das vacas egípcias através da alteração do sistema de maneio. Anim. Reprod. Sci. 75: 1- 8.

Andurkar, B. e Kadu, M.S. (1995). Indução de estro e fertilidade com dispositivo CIDR e combinação em búfalas não-cicladoras. Indian J. Anim. Reprod. 16: 81-84.

Archbald, L.T., Tran, T., Massey, R. e Klapstein, E. (1992). Taxas de conceção em vacas leiteiras após inseminação cronometrada e tratamento simultâneo com hormona libertadora de gonadotropina e/ou prostaglandina F2α. Theriogenology 37: 723-731.

Baruselli, P.S., O. Bernandes, F.B. Barufi, D. Braga, D Araujo e H. Tonathi. 2001. Distribuição dos partos ao longo do ano em búfalas criadas em todo o Brasil. In Anais do 6º Congresso Mundial de Búfalos, p. 234-340.

Berber, R.C. de A., Madureira, E.H.e Baruselli, P.S. (2002). Comparação de dois protocolos de Ovsynch (GnRH verus LH) para inseminação em tempo fixo em búfalas (Bubalus bubalis). Theriogenology. 57: 1421-1430.

Brito, L.F.C., Satrapa, R., Marson, E.P. e Kastelic, J.P. (2002). A eficácia da PGF2α para sincronizar o estro em vacas búfalas (Bubalus bubalis) depende da concentração plasmática de progesterona, do tamanho do corpo lúteo e do estado folicular ovariano antes do tratamento. Anim. Reprod. Sci.73: 23- 35.

Burke, J.M., de la Sota, R.L., Risco, C.A., Staples, C.R., Schmitt, E.J.P, e Thatcher, W.W. (1996). Avaliação da inseminação temporizada com agonista da hormona libertadora de gonadotropina em vacas leiteiras em lactação. J. Dairy Sci. 79:1385-1393

Butchaiah, V., Tomar, N.S. e Singh, B.P. (1975). O comportamento do ciclo do estro em búfalas. Indian Vet J. 52: 97-102.

Chantaraprateep, P. (1987). Sincronização do estro em búfalas. Buffalo J. Suppl. 1: 115-126.

Chenault, J.R., Kratzer, D.D., Rzepkowski, R.A. e Goodwin, M.C. (1990). Resposta de LH e FSH de novilhas Holstein ao acetato de fertirelina, gonadorelina e buserelina. Theriogenology 34: 81-98.

Christian, R.E. e Casida, L.E. (1948). The effects of progesterone in altering estrous cycle of the cow. J. Anim. Sci. 7: 540 abstr.

De Rensis, F. e L. Gatius. 2007. Protocolos para sincronizar o cio e a ovulação em búfalas (Bubalus bubalis): A review. Theriogenology, 67(2): 209-216.

El-Wishy, A.B. 2007. A búfala no pós-parto. II. Aciclicidade e anestro. Anim. Reprod. Sci., 97(3-4): 216-236.

F.A.O. (2002). The state of food and agricultural Food and agricultural orgqnization, Roma.

Fetrow, J. e Blanchard, T. (1987). Economic impact of the use prostaglandin toinduce estrus in dairy cows. J. Am. Vet. Med. Assoc. 190:163-169.

Boletim FIL/IDF nº 384, Situação mundial dos lacticínios; 2003.

Gill, R.S., Gangwar, P.C. e Kooner, D.S. (1973). Estudos sobre o comportamento do estro em búfalas. Indian J. Anim. Sci. 43: 472-476.

Gordon, I. (1996). Reprodução Controlada em Bovinos e Búfalos. Wallingford, Reino Unido: CAB International, pp 215-244.

Guilbault, L.A., Roy, G.L., Grasso, F. e Mattoon, P. (1988) Influence of pregnancy   no início do cio e na função luteal após luteólise induzida por prostaglandina em bovinos. J. Reprod. Fertil. 84: 461-468.

Hansel, W. (1961). Ciclo estral e controlo da ovulação em bovinos. J. Dairy Sci. 44: 2307-2314.

Hansel, W. e Malven, P.V. (1960). Regulação do ciclo estral em bovinos de corte por agentes progestacionais oralmente activos. J. Anim. Sci. 19: 1324 abstr.

Hattab, S.A., Kadoom, A,K,, Palme, R. e Bamberg, E. (2000). Efeito do CRESTAR na sincronização do cio e na relação entre as concentrações fecais e plasmáticas de progestagénios em vacas búfalas. Theriogenology. 54: 1007-1017.

Heersche, G. Jr., Kiracofe, G.H., Mckee, R.M., Davis, D.L. e Brower,G.R. (1974). Controlo do cio em novilhas com PGF2α e Synchro-Mate B. J. Anim. Sci.38: 225 abstr.

Honparkhe, M. 2011. Sincronia da ovulação e resposta superovulatória após a sincronização da emergência da onda folicular em búfalas. Dissertação de doutoramento, apresentada à Universidade de Veterinária e Ciências Animais Guru Angad Dev, Ludhiana, Punjab, Índia.

Ingawale, M.V., Dhoble, R.L. (2004). Reprodução de búfalos na Índia: uma visão geral. Buffalo Bulletin. 23: 4-9.

Ingawale, M.V., Dhoble, R.L., Gaikwad, S.M., Kumbhar, U.B., Bhoite, D.P., Sawale, A.G. e Yeotikar, P.V. (2003). Buffalo reproduction - an overview. Intas Polivet. 4: 128-133.

Jainudeen, M.R. e E.S.E. Hafez. 2000. Reproduction in Farm Animals, 7th ed., Lea and Febiger, Philadelphia, USA. Lea and Febiger, Philadelphia, EUA. p. 315-329.

Kamonpatana, M., Pansin, C., Jetana, T., Sophon, S., Sravasi, S. e

Srisakwattana, K. (1987) Suppl. 1: 127-143.

Kawate, N., Itami, T., Choushi, T., Saitoh, T., Wada,T., Matsuoka, K., Uenaka,K., Tanaka, N., Yamanaka, A., Sakase, M., Tamada, H., Inaba, T. e Sawada, T. (2004). Melhoria da conceção na inseminação artificial cronometrada utilizando um dispositivo intravaginal libertador de progesterona e o protocolo Ovsynch em vacas de carne de bovino japonesas pretas amamentadas no pós-parto. Theriogenology. 61: 399-406.

Khattab, R.M., Aboul-Ela, M.B., Barkawi, A.H. e Abdelaal, A.E. (1990). Causas fisiológicas que influenciam o período aberto em búfalas egípcias de estação quente de parto. Buffalo J. 6: 153-160.

Kunj V., Singh, A.P., Singh, C.e Akhtar, M.H. (2002). Incidência de anoestro pós-parto em búfalas. Indian J. Anim. Reprod., 23: 175- 176.

Lakra B.S., Luthra, R.A., Khar, S.K., Nanda, T. e Beniwal, B.S. (2003). Induction of cyclicity in anoestrus buffaloes during non-breeding season. Intas Polivet. 4: 162-166.

Larson, L.L. e Ball, P.J.H. (1992). Regulação dos ciclos estrais em bovinos leiteiros: uma revisão. Theriogenology 38: 255-267.

Recenseamento do efetivo pecuário (2003). Livestock Population as per Livestock census 2003, Pondicherry.

Luthra, R.A., Khar, S.K. e Singh, K.P. (1994). Indução e sincronização do estro em vacas e búfalas com progestagénios sintéticos. Indian J. Anim. Sci. 64: 1060-1061.

Macmillam, K.L. and Thatcher, W.W. (1991) Effects of an agonist of gonadotropin-releasing hormone on ovarian follicles in cattle. Biol. Reprod. 45: 883 - 889.

Moreira, F., de la Sota, R.L., Diaz, T. e Thatcher, W.W. (2000) Efeito do dia do ciclo estral no início de um protocolo de inseminação artificial cronometrada nas respostas reprodutivas de novilhas leiteiras. J

Anim Sci 78:1568-1576.

Munro, R.K. and Moore, N.W. (1985) Effects of progesterone, oestradiol benzoate and cloprostenol on luteal function in the heifer. J Reprod Fertil 73: 353-359.

Murugavel, K., Yaniz, J.L., Santolaria, P., Lopez-Bejar, M. e Lopez-Gatius, F. (2003a). Sincronização do cio à base de prostaglandinas em vacas leiteiras pós-parto - Uma atualização. J. App. Res. Vet. Med. 1: 51-65.

Murugavel, K., Yániz, J.L., Santolaria, P., López-Béjar, M. e López-Gatius, F. (2003b) Luteal activity at the onset of a timed insemination protocol affectsreproductive outcome in early postpartum dairy cows. Theriogenology 60: 583-593.

Nanda, A.S., P.S. Brar e S. Prabhakar. 2003. Enhancing reproductive performance in dairy buffalo: Major constraints and achievements. Reproduction, 61: 27-36.

Neglia, G., Gasparrini, B., Palo, R.D., Rosa, C.D., Zicarelli, L. e Campanile, G. (2003). Comparação das taxas de gestação com dois protocolos de sincronização do cio em vacas búfalas italianas do Mediterrâneo. Theriogenology. 60:125- 133.

Odde, K.G. (1990) A review of synchronization of estrus in postpartum cattle. J. Anim. Sci. 68: 817-830.

Pant, H.C. e Roy, A. (1972). In: Improvement of livestock production in warm climates (Melhoramento da produção animal em climas quentes). Ed. R.E. McDowell, W.H. Freeman and Co. pp. 563-599.

Paul, V. e Prakash, B.S. (2005). Eficácia do protocolo Ovsynch para sincronização da ovulação e inseminação artificial em tempo fixo em búfalas Murrah (Bubalus bubalis). Theriogenology. No prelo.

Peters, A.R. (1986). Controlo hormonal do ciclo estral dos bovinos. II Princípios farmacológicos. Br. Vet. J. 142:.20-29.

Peters, A.R., Mawhinney, I., Drew, S.B., Ward, S.J., Warren, M.J. e Gordon, P.J. (1999). Development of a gonadotrophin-releasing hormone and prostaglandin regimen for the planned breeding of dairy cows. Vet Rec 145: 516-521.

Pursley, J.R., Kosorok, M.R. and Wiltbank, M.C. (1997a) Reproductive management of lactating dairy cows using synchronization of ovulation. J. Dairy Sci. 80: 301- 306.

Pursley, J.R., Mee, M.O. e Wiltbank, M.C. (1995) Synchronization of ovulation in dairy cows using PGF2α and GnRH. Theriogenology 44: 915-923, 1995.

Pursley, J.R., Wiltbank, M.C., Stevenson, J.S., Ottobre, J.S., Garverick, H.A. e Anderson, L.L. (1997b). Taxas de gravidez por inseminação artificial para vacas e novilhas inseminadas numa ovulação sincronizada ou num estro sincronizado. J. Dairy Sci. 80: 295-300.

Rajamahendran, R. e Thamotharan, M. (1983). Efeito do dispositivo intravaginal de libertação de progesterona (PRID) na fertilidade de vacas búfalas no pós-parto.Anim. Reprod. Sci. 6: 111-118.

Rao, A.R. e Rao, S.V. (1979). Sincronização do cio em búfalas com norgestomet. Vet. Rec. 105: 256.

Rao, A.V.N. e Rao, C.S. (1970). Oestrus in village herds of Indian water buffaloes. Indian Vet. J. 47: 742-748.

Rao, A.V.N. e Suryaprakasam, T.B. (1991). Indução de estro sincronizado e fertilidade em vacas anestésicas cruzadas Zebu X Taurus. Theriogenology,36: 123-128.

Roche, J.F. (1976). Fertilidade em vacas após tratamento com um análogo de prostaglandina com ou sem progesterona. J Reprod Fertil 46: 341-345.

Ryan, D.P., Galvin, J.A. e O'Farrell, K.J. (1999). Comparação de regimes de sincronização do estro para vacas leiteiras em lactação. Anim Reprod Sci 56:153-168.

Saini, M.S., Galhotra, M.M., Kaker, M.L. and Razdan, M.N. (1986) Induction of oestrus and ovulation in non-cyclic buffalo (Bubalus bubalis) heifers with progesterone releasing device and pregnant mare serum gonadotrophin and their gonadotrophin profile. Theriogenology. 26: 749-755.

Saini, M.S., Pander, B.L., Yadav, R.S., Grewal, S.S. e Singh, N. (2003). Reproductive performance of Murrah buffaloes. Indian J. Anim. Reprod.24: 22-23.

SAS. Relatório técnico: versão 6.07. Cary, NC, EUA: SAS Institute Inc.; 1992.

Schmitt, E.J.-P, Diaz, T.C, Barros, C.M. de la Sota, R.L., Drost, M., Fredriksson, E.W., Staples, C.R., Thorner, R. e Thatcher, W.W. (1996a). Differential response of the luteal phase and fertility in cattle following ovulation of the first-wave follicle with human chorionic gonadotropin or an agonist of GnRH. Theriogenology 31: 149-164.

Schmitt, E.J.P., Diaz, T., Drost, M. e Thatcher, W.W. (1996). Utilização de um agonista da hormona libertadora de gonadotropina ou da gonadotropina coriónica humana para inseminação temporizada em bovinos. J. Anim. Sci. 74: 1084 - 1091.

Schmitt, E.J.-P., Drost, M., Diaz, T.C., Roomes, C. e Thatcher, W.W. (1996b). Effect of gonadotropin-releasing hormone agonist on follicle recruitment and pregnancy rate in cattle (Efeito do agonista da hormona libertadora de gonadotropina no recrutamento de folículos e na taxa de gravidez em bovinos). J. Anim. Sci., 74: 154-161.

Sharma, R.K., Singh, J.K., Singh, P. e Dixit, V.B. (2003). Artificial insemination in buffaloes under field conditions (Inseminação artificial em búfalas em condições de campo). Intas Polivet. 4: 152-155.

Shukla, K.P., Mithuji, G.F. e Buch, N.C. (1972). Indução de cio em búfalas Surti pós-parto tratadas com acetato de melengesterol. Indian J. Anim. Sci. 42: 993-995.

Silcox, R.W., Boden, B.K. and Farnsworth, J.H. (1995a) Synchronization of beef cattle using GnRH, prostaglandin (PGF), GnRH: effects on time to ovulation and fertility. J. Anim. Sci., 73(Suppl 1):304.

Silcox, R.W., Powell, K.l., Pursley, J.R. and Wiltbank, M.C. (1995b) Use of GnRH to synchronize ovulation in Holstein cows and heifers treated with GnRH and prostaglandin. Theriogenology 43: 325.

Singh, G., Dhaliwal, G.S., Sharma, R.D. e Biswas, R.K. (1988). Treatment of summer anestrus buffalo (Bulalus bubalis) with the progesterone releasing intravaginal device plus pregnant mare serum gonadotrophin. Theriogenology 29: 1201-1206.

Singh, J., A.S. Nanda e G.P. Adams. 2000. The reproductive pattern and efficiency of female buffaloes. Anim. Reprod. Sci., 60-61: 593-604

Singh, G., Singh, G.B., Sharma, R.D. e Nanda, A.S. (1983). Experimental treatment of anestrus buffaloes with norgestomet and PRID. Theriogenology. 19: 323-329.

Singh, G., Singh, G.B., Sharma, R.D. e Nanda, A.S. (1984). Ovulação e fertilidade após PRID, PRID+GnRH e GnRH em búfalas em anestro. Theriogenology. 21: 859-867.

Singh, G., Singh, G.B., Sharma, R.D. e Nanda, A.S.(1988). Ovarian and uterine response in relation to Norgestomet-PMSG treatment in the true anoestrous buffalo. Anim. Reprod. Sci.16: 71-74.

Singh, J., Nanda, A.S. e Adams, G.P. (2000). The reproductive pattern and efficiency of female buffaloes (O padrão reprodutivo e a eficiência das fêmeas de búfalo). Anim. Reprod. Sci. 60-61: 593- 604.

Singh, M. e Madan, M.L. (1991). Prostaglandina e reprodução de búfalos - uma revisão. Agri. Rev. 12: 107-114.

Singh, M., Matharoo, J.S. and Chauhan, F.S. (1980) Preliminary fertility results with frozen buffalo bull semen using tris extender. Theriogenology. 13: 191-194.

Snedecor,G.W. e Cochran, W.G. (1994). Statistical Methods. 8th edn., Iowa State University Press. Ames, Iowa.

Sreemannarayana, O. e Rao, A.V.N. (1997). A comparative study in infertility in crossbred cows and buffaloes under village management. Indian J. Anim. Reprod., 18: 46-47.

Sreenan, J.M. (1975). Effect of long and short term intravaginal progestagen treatments on synchronization of oestrus and fertility in heifers. J. Reprod. Fertil. 45: 479-485.

Sreenan, J.M. e Mulvehill, P. (1975). A aplicação de tratamentos progestagénicos de longo e curto prazo para o controlo do ciclo estral em novilhas. J. Reprod. Fertil. 45: 367-369.

Stevenson, J.S., Hoffman, D.P., Nichols, D.A., McKee, R.M. e Krehbiel,C.L. (1997) Fertility in estrus-cycling and noncycling virgin heifers and suckled beef cows after induced ovulation. J. Anim. Sci. 75: 1343 - 1350.

Stevenson, J.S., Lucy, M.C. and Call, E.P. (1987) Failure of timed insemination and associated luteal function in dairy cattle after two injections of prostaglandin F2α. Theriogenology 28: 937-946.

Subramaniam, A. e Devarajan, K.P. (1991). Sincronização do estro em búfalas indianas não descritas com um novo pessário intravaginal e PGF2α. Buffalo J. 1: 101-105.

Thatcher, W.W., de la Sota, R.L., Schmitt, E.J.-P., Diaz, T.C., Badinga, L., Simmen, F.A., Staples, C.R. e Drost, M. (1996). Controlo e gestão dos folículos ovarianos em bovinos para otimizar a fertilidade. Reprod. Fertil.Dev. 8: 203-217.

Thatcher, W.W., Macmillan, K.L., Hansen, P.J. e Drost, M. (1989). Concepts for regulation of corpus luteum function by the conceptus and ovarian follicles to improve fertility (Conceitos para a regulação da função do corpo lúteo pelo concepto e folículos ovarianos para melhorar a fertilidade). Theriogenology 31: 149- 164.

Twagiramungu, H., Guilbault, L.A. e Dufour, J.J. (1995). Sincronização das ondas foliculares ovarianas com um agonista da hormona libertadora de gonadotropina para aumentar a precisão do cio em bovinos: A review. J. Anim. Sci. 73: 3141- 3151.

Twagiramungu, H., Guilbault, L.A., Proulx, J.G., Villeneuve, P. e Dufour,J.J. (1992). Influência de um agonista da hormona libertadora de gonadotropinas (buserelina) na sincronização do cio e na fertilidade de vacas de carne. J. Anim. Sci. 70: 1904-1910.

Ulberg, L.C., Christian, R.E. e Casida, L.E. (1951). Ovarian response in heifersto progesterone injections. J. Anim. Sci. 10: 752-759.

Valle, W.G. (1994). Manejo reprodutivo de búfalos de água em condições amazônicas. Buffalo J. 10: 85-90.

Vasconcelos, J.L.M., Silcox, R.W., Rosa, G.J.M., Pursley, J.R. e Wiltbank, M.C. (1999). Synchronization rate, size of the ovulatory follicle, and pregnancy rate after synchronization of ovulation beginning on different days of the estrus cycle in lactating dairy cows. Theriogenology 52: 1067- 1078.

Wishart, D.F. (1974). Sincronização do estro em bovinos utilizando um progestagénio potente (SC 21009) e PGF2α. Theriogenology. 1: 87-90.

Wolfenson, D., Thatcher, W.W., Savio, J.D., Badinga, L. e Lucy, M.C.

(1994). O efeito de um análogo da GnRH na dinâmica do desenvolvimento folicular e na sincronização do cio em vacas leiteiras em lactação. Theriogenology 42: 633-644.

Xu, Z.Z., Burton, L.J. e Macmillan, K.L. (1996). Reproductive performance of lactating dairy cows following oestrus synchronization with progesterone, oestradiol and prostaglandin. NZ. Vet. J. 44: 99-104.

Yaniz, J.L., Murugavel, K. e Lopez-Gatius, F. (2004). Desenvolvimentos recentes na sincronização do estro de vacas leiteiras pós-parto com e sem distúrbios ovarianos. Reprod. Dom. Anim. 39: 86-93.

Yindee, M., M. Techakumphu, C. Lohachit, S. Sirivaidyapong, A. Na-Chiangmai, M.H. Rodriguez, G.C. Vander Weyden e B. Colenbrander. 2010. Dinâmica folicular e deteção do estro em búfalas do pântano pós-parto tailandesas (Bubalus bubalis). Reprod. Domest. Anim., 46(1): 91-96

Yindee, M., M. Techakumphu, C. Lohachit, S. Sirivaidyapong, A. Na-Chiangmai e B. Colenbrander. 2007. Atividade ovárica e comportamento sexual no pós-parto da búfala do pântano (Bubalus bubalis). Ital. J. Anim. Sci., 6(2): 632-635.

Younis, M., Soliman, M., Essawy, G.S., Otteifa, A.A., Fadaly, M., Essawy,S.A. e Abass, H.I. (1996). Indução do cio e taxa de gravidez em novilhas búfalas egípcias não ciclando. Buffalo J. 1: 57-63.

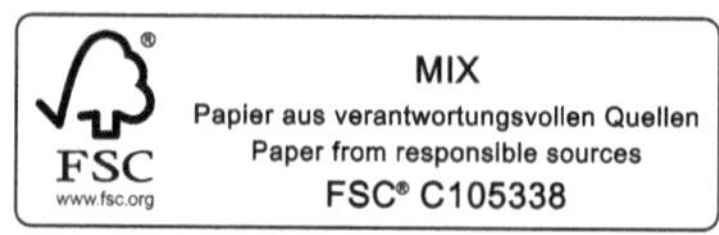

Printed by Books on Demand GmbH, Norderstedt / Germany